LES
DEUX PRINCIPALES INDICATIONS

DES

EAUX DU MONT-DORE

PAR

Le D^r EM. EMOND

Médecin consultant aux eaux du Mont-Dore,
Membre titulaire de la Société d'hydrologie médicale de Paris,
De la Société de médecine et de la Société clinique de Londres,
Correspondant de la Société de médecine d'Angers,
De la Société d'hydrologie médicale de Madrid, etc.,
Chevalier de la Légion d'honneur,
Officier d'Académie.

PARIS

OCTAVE DOIN, EDITEUR

8, PLACE DE L'ODÉON, 8

—

1885

LES
DEUX PRINCIPALES INDICATIONS

DES

EAUX DU MONT-DORE

PAR

LE D^r EM. EMOND

Médecin consultant aux eaux du Mont-Dore,
Membre titulaire de la Société d'hydrologie médicale de Paris,
De la Société de médecine et de la Société clinique de Londres,
Correspondant de la Société de médecine d'Angers,
De la Société d'hydrologie médicale de Madrid, etc.,
Chevalier de la Légion d'honneur,
Officier d'Académie.

PARIS

OCTAVE DOIN, EDITEUR

8, PLACE DE L'ODÉON, 8

—

1885

LES

DEUX PRINCIPALES INDICATIONS

EAUX DU MONT-DORE

Les indications des eaux du Mont-Dore, comme celles de toutes les eaux minérales, tendent à se multiplier de plus en plus chaque année. On y guérit aujourd'hui la syphilis, la paralysie générale progressive, la stérilité, que sais-je encore? Cette tendance à faire de certaines eaux une panacée universelle est vraiment regrettable, je crois qu'il faut la combattre, parce qu'elle ne peut que déconsidérer la médecine thermale, et nuire à notre station. Elle expose le praticien à faire fausse route, et peut faire courir des dangers au malade. Laissons donc la syphilis à Luchon et la paralysie à Lamalou, notre domaine est assez vaste et notre part encore assez satisfaisante.

Les eaux du Mont-Dore ont une spécialisation connue de tout le monde et depuis longtemps établie en faveur des maladies des voies respiratoires, puisque Sidoine Apollinaire écrivait déjà au ve siècle, en parlant de ces eaux : *phthisiscentibus medicabiles*. Elles ont des indications générales et des indications spéciales. Comme indications générales, c'est l'arthritisme et l'herpétisme ; comme indications spéciales, ce sont les affections de l'appareil respiratoire. Cette station a dans ces maladies une supériorité incontestable sur tous les autres établissements thermaux : ses bains, à la température constante de 44°, dont l'eau se renouvelle incessamment dans les cuves du *Pavillon ;* ses salles d'aspiration de vapeur dans lesquelles on retrouve tous les principes minéralisateurs de la source, ses bains et ses douches de vapeur, lui constituent un mode de traitement véritablement unique.

Parmi les nombreuses affections qu'on y traite, celles qu'on y rencontre le plus souvent sont : la phthisie pulmonaire, l'asthme, la bronchite chronique, la pharyngite granuleuse, le coryza. Je me bornerai à parler des deux premières.

PHTHISIE PULMONAIRE

La phthisie pulmonaire a été pendant bien des années,
pour un grand nombre de pathologistes, tout entière
dans la lésion ; c'était la doctrine de Virchow, qui avait
séparé de la phthisie une de ses formes les plus fré-
quentes pour en faire une entité spéciale, la pneumonie
caséeuse. Depuis lors, on revient à la doctrine de
Laënnec, à l'unité de la phthisie, à la diathèse. Et
depuis que le bacille de la tuberculose est venu con-
firmer par sa présence l'inoculabilité de la matière
tuberculeuse, la phthisie est classée parmi les maladies
parasitaires. Cette théorie était pressentie depuis longtemps déjà par les travaux de Villemin, Hérard et Cor-
nil, Chauveau, Conheim, Andrew Clark, Wilson Fox, etc.,
qui ont prouvé la contagion de la tuberculose par
inoculation de la matière tuberculeuse elle-même.
Aujourd'hui, on va plus loin : on inocule le microbe
lui-même, le bacille que Koch en 1882, à l'aide
des procédés indiqués par Pasteur, la méthode des cul-
tures successives, a découvert dans les tissus et les
crachats des phthisiques. Transmis probablement par
l'air, « il pénètre dans le larynx et de là dans les bronches, où il provoque la formation de nodules tubercu-

leux, lesquels déterminent des séries de rhumes dont on néglige l'origine. » (G. Sée.)

Cette opinion n'a cependant pas rallié tous les esprits non pas que la virulence des bacilles paraisse niable, mais parce qu'il y a certaines conditions dans lesquelles la contagion n'est pas fatale. Quiconque, par exemple, vit habituellement dans la chambre d'un phthisique, n'est pas forcément et fatalement condamné à devenir phthisique lui-même. Les médecins, les élèves des hôpitaux, les infirmiers, les sœurs de charité, jouissent d'une immunité que tout le monde a observée. Aussi, pour un grand nombre de pathologistes, la tuberculose peut se développer de toutes pièces sans l'intervention d'un contage extérieur. Il faut au microbe un terrain préparé à l'avance, une organisation affaiblie par des maladies antérieures, un vice de nutrition, en un mot un état de *misère physiologique*, comme l'a appelé le professeur Bouchardat, pour qu'il puisse devenir apte à transmettre la maladie par voie d'inoculation directe ou par voie de contagion médiate.

Quelles ont été jusqu'ici les conséquences pratiques de ces deux théories ? La clinique a utilisé la première pour le diagnostic de la tuberculose dans les cas douteux, la seconde l'a aidée à chercher les moyens de lutter contre la consomption tuberculeuse.

La découverte de Koch n'a donc pas eu, sur le traitement de la phthisie, l'influence décisive qu'on en attendait. Les tentatives parasiticides de l'Allemagne ont échoué. Les résultats de la méthode de Büchner qui

consiste à administrer l'arsenic à doses successivement
croissantes, ne justifient pas de guérisons authentiques.
Ses imitateurs n'ont guère été plus heureux que lui. Ils
ont bien vu la fièvre s'éteindre, les sueurs nocturnes
disparaître, la dyspnée s'atténuer, la toux diminuer, les
crachats perdre de leur abondance et l'état général
s'améliorer, mais par contre aussi, ils ont observé des
troubles gastriques, de la diarrhée, des douleurs abdo-
minales, vraisemblablement de cause toxique, car on
avait administré quotidiennement de 2 à 10 milligrammes
d'arsenic par doses successives, qu'on augmentait à
mesure que la tolérance s'établissait.

Ces tentatives sont condamnables, eu égard aux dangers qu'elles font courir aux malades, mais elles témoi-
gnent en faveur de la puissance de l'arsenic comme
modificateur de la nutrition. C'est à ce titre qu'il était
employé par Trousseau. Guéneau de Mussy le conseille
comme reconstituant dans l'asthénie des tuberculeux,
et le professeur Jaccoud le recommande et comme modificateur du processus nutritif et comme sédatif de l'exci-
tation nerveuse. L'arsenic est donc à la fois un médicament d'épargne, un médicament respiratoire et un
médicament névrotique. « Il agit dans la phthisie par la
« modification qu'il imprime à la constitution des pa-
« renchymes, par sa fonction d'épargne, par son pou-
« voir antidyspnéique, et par la dépression de la circu-
« lation. » (G. Sée.)

Mais, pour rétablir la nutrition, l'arsenic seul ne suffit
pas, il doit avoir pour auxiliaires deux puissants moyens

d'action qui sont *l'aération* et *l'alimentation*. L'aération est nécessaire, tous les pathologistes sont d'accord à ce sujet. L'air confiné, chargé de gaz, de vapeurs, de miasmes, est nuisible et peut être un des facteurs de la phthisie. L'alimentation doit jouer le plus grand rôle dans la thérapeutique de cette maladie, elle augmente la résistance du sujet et par conséquent prolonge sa vie.

Le Mont-Dore répond dans une large mesure à ces indications ; ses eaux contiennent de l'arsenic dans des proportions suffisantes, on pourrait presque dire classiques. Nulle station ne peut offrir de meilleures conditions d'air et d'altitude, puisqu'elle est située à plus de 1,000 mètres au-dessus du niveau de la mer, et que d'après Lombard de Genève, Hirtz et autres, la phthisie tend à disparaître à cette élévation. Ses montagnes, de la base au sommet, sont recouvertes de prairies émaillées des fleurs les plus variées, entourées de sapins exhalant une odeur balsamique. Aussi l'appétit s'y développe-t-il rapidement et l'alimentation y devient-elle bien vite suffisante et réparatrice, sans qu'on ait besoin de recourir au *gavage* ou au tube en caoutchouc.

L'exemple suivant en est une preuve manifeste.

En 1879, Mlle M... (de Bourg), fut envoyée au Mont-Dore par le Dr Passerat. Agée de 22 ans, maigre, pâle, nerveuse, elle a eu plusieurs attaques d'hystérie. Elle est de taille ordinaire, mal réglée, très affaiblie et présente tous les indices de la diathèse tuberculeuse. Quoique

née de parents bien portants, elle s'est élevée difficilement. Elle tousse depuis 2 ans à la suite d'un rhume
dont elle n'a pu se débarrasser. Elle a craché du sang à
plusieurs reprises, et sa santé va tous les jours s'affai-
blissant. Rongée par une fièvre lente qui s'exaspère le
soir, elle transpire la nuit et expectore le matin des
crachats muco-purulents. Voilà pour les signes exté-
rieurs.

A l'auscultation je constate une matité sous-clavicu-
laire manifeste des deux côtés, mais plus accusée au
sommet gauche où on entend des râles caverneux et de
la pectoriloquie. Il y a de la résonnance de la voix, des
râles muqueux à droite, de la bronchophonie et çà et là
des craquements humides. Évidemment il y a là des ca-
vernes. Pas d'appétit, peu de sommeil.

Soumise au traitement thermal, je lui prescris l'eau
en boisson d'abord à la dose d'un demi-verre par jour,
30 minutes d'aspiration de vapeur, et tous les 2 jours
un demi-bain du *Pavillon* de 6 minutes.

Elle supporte bien cette médication et au bout de
10 jours, malgré une légère hémoptysie, on peut déjà
constater une amélioration. J'augmente alors l'eau en
boisson que je porte à un verre, l'aspiration à 45 minutes, le demi bain à 10 minutes, et un bain de pieds de
6 minutes tous les jours. Sous cette influence le mieux
s'accentue, la toux et les crachats diminuent, le teint
s'éclaircit, l'appétit et le sommeil se régularisent.

Au bout de 25 jours, Mlle M... quitte le Mont-Dore
dans un état relativement satisfaisant.

L'hiver se passe à peu près bien, elle garde son appétit, tousse peu, mais a encore quelques crachements de sang. Au mois de juillet elle revient se soumettre à un nouveau traitement qu'elle supporte également bien.

Les deux années suivantes, Mlle M... revint au Mont-Dore continuer et assurer sa cure. Depuis cette époque, sans être robuste, elle s'est toujours bien portée et a pu se marier.

ASTHME

J'ai pour but en revenant aujourd'hui sur ce sujet, que j'ai étudié ailleurs (1), de spécialiser davantage et de faire ressortir toutes les ressources qu'offre aux asthmatiques le traitement du Mont-Dore.

L'asthme revêt des formes variées : il est catarrhal ou il est spasmodique. Mais, quelle que soit sa forme, il se compose d'après G. Sée de trois éléments : une dyspnée intermittente spéciale, une exsudation bronchique et de l'emphysème secondaire. La dyspnée est l'élément caractéristique, elle est toujours la même dans sa forme, elle ne varie que dans son intensité. Le catarrhe, au contraire, peut présenter toutes les formes ; chez les uns, il se manifeste par une expectoration abondante, filante, d'un gris perlé, mousseuse ; chez les autres par de petits crachats perlés, visqueux, gris verdâtre. Chez ceux-ci l'asthme est catarrhal dès le début, chez ceux-là la dyspnée est intense et l'expectoration rare. Quant à sa nature, elle est encore discutée : pour Trousseau, c'est une névrose diathésique, G. Sée l'attribue

(1) Quelques considérations sur l'asthme et son traitement aux Eaux du Mont-Doré. Extrait des *Annales d'hydrologie médicale*. Paris. O. Doin, 1882.

à une modification du sang, ou à un vice constitutionnel de la nutrition des tissus, comme la goutte ou la dartre, Guéneau de Mussy en fait une manifestation de la diathèse arthritique. Le siège du spasme n'est pas encore tout à fait fixé : Trousseau le place dans les muscles de Reissessen, G. Sée dans les muscles inspirateurs et le diaphragme. C'est donc encore aujourd'hui, comme on le voit, un « *chaos* pathologique » (Boudant) bien difficile a débrouiller, une des maladies les plus obscures du cadre nosologique. On a essayé contre elle les moyens les plus divers, « malheureusement la plupart de ces remèdes sont sans valeur » (Sée).

Mais que cette affection soit sous la dépendance d'une cause ou d'une autre, qu'elle soit diathésique ou de cause inflammatoire, on la voit guérir bien souvent au Mont-Dore.

Nous y disposons de moyens thérapeutiques, qui ont, sur ses divers phénomènes, une influence immédiate. En première ligne c'est l'eau en boisson dont l'action est tonique et réparatrice. Ensuite, l'aspiration de vapeur, qui est en quelque sorte la caractéristique du traitement, et qui y entre pour une part considérable. L'eau réduite en vapeur a une puissante action sédative ; elle agit directement sur les muscles striés et sur les muscles lisses des bronches, et produit un soulagement instantané. Cette action est sans doute due à la présence de l'arsenic qui s'y trouve vaporisé et à l'acide carbonique. Viennent ensuite les demi-bains du *Pavillon*, que j'emploie dans des cas déterminés, suivant la con-

stitution des sujets, et dont je retire de puissants effets.
Puis, enfin, la douche rachidienne dont j'use largement
et dont j'ai toujours obtenu les meilleurs résultats.

En voici du reste un exemple tout récent et qui est
bien un des faits les plus concluants que j'aie observé
dans ma longue pratique.

Mlle W... m'est envoyée de Londres le 20 juillet dernier par le Dr W. Fox. Son appétit est nul, elle ne dort
pas la nuit, elle a une dyspnée continuelle. Elle a complètement perdu ses forces, elle ne peut pas monter un
escalier, on est obligé de la porter dans sa chambre où
elle peut à peine faire quelques pas.

Sa première attaque d'asthme a eu lieu en août 1882
à la suite d'un rhume. Elle a été reprise en septembre
et, depuis cette époque, les attaques se sont succédé
régulièrement malgré l'iodure de potassium, l'arsenic,
l'opium, l'apomorphine, le changement de lieux ; elle a
passé ses hivers à Pau et à Menton. Pendant l'accès,
elle tousse peu, elle crache difficilement, mais la dyspnée est considérable.

Mlle W... a 30 ans, sa mère est goutteuse, son père
de bonne santé ; elle est de taille moyenne avec un em-
bonpoint raisonnable. Sa respiration est d'une emphy-
sémateuse, elle n'a rien au cœur. A la percussion, la
sonorité est augmentée sous les clavicules, le murmure
vésiculaire s'entend à peine aux sommets des deux pou-
mons, on constate des râles sonores et disséminés vers
les bases.

Le 24 juillet elle commence son traitement par un

demi-verre d'eau de la *Madeleine*, un quart d'heure d'aspiration de vapeur et un bain de pieds de six minutes dans l'après-midi.

Attaque d'asthme pendant la nuit suivante qui se prolonge et qui l'empêche de faire son traitement le lendemain.

Le 26, reprise du traitement dans les mêmes conditions. Pas d'asthme le soir, un peu de sommeil.

Elle continue pendant quelques jours en augmentant progressivement la durée de la séance d'aspiration de vapeur ; accès d'asthme presque toutes les nuits.

Le 4 août elle pouvait faire quarante minutes d'aspiration, les accès avaient moins d'intensité, l'expectoration était plus facile. Mlle W... commençait à manger un peu.

Le 6, je prescrivais une douche sur le rachis, de six minutes ; pas d'aspiration de vapeur, accès d'asthme plus intense la nuit suivante.

Le 8, deux demi-verres d'eau, une nouvelle douche de six minutes ; pas d'asthme, quatre heures de sommeil sans interruption.

Je continuai ainsi les douches tous les deux jours en les faisant alterner avec les séances d'aspiration et en augmentant la boisson d'un demi-verre, ce qui la portait à 3 demi-verres par jour, et il ne se produisit qu'un seul accès jusqu'au vingt et unième jour.

Dans cet intervalle l'appétit s'était développé, les forces étaient revenues, la dyspnée avait cédé, et Mlle W... pouvait non seulement monter à sa chambre, mais encore faire des promenades dans le parc. Je la laissai reposer pendant quinze jours et lui fis recommencer une nouvelle saison de quinze jours pendant lesquels elle fit tous les jours quarante-cinq minutes d'aspiration de vapeurs, elle prit 5 demi-bains de six minutes à 40° qu'elle supporta parfaitement bien, alternés avec 6 douches rachidiennes de cinq minutes. Depuis ce moment, les accès nocturnes et la dyspnée ont complètement disparu. Elle a quitté le Mont-Dore le 15 septembre et sa santé est aujourd'hui aussi satisfaisante que possible. Au mois de février dernier, je l'ai revue à Londres, où elle a passé l'hiver et elle m'a affirmé n'avoir pris ni rhume ni accès d'asthme. Sa dernière attaque a eu lieu au Mont-Dore au mois d'août.

Paris. — A. PARENT, imp. de la Fac. de médec., A. DAVY, successeur, 52, rue Madame et rue M.-le-Prince, 14.

DU MÊME AUTEUR

De la grippe. Paris, 1858.

Notices biographiques sur **Winslow, Gauthier d'Andernach, Van Swieten,** etc. In journal l'Association médicale. Paris, 1863.

Le Mont-Dore et ses eaux minérales, notice médicale. Paris, Asselin, 1877.

Note pour servir à l'histoire thérapeutique des eaux du Mont-Dore. In Archives de la Société d'hydrologie médicale. Paris, 1877.

La laryngite œdémateuse, traitée par les eaux du Mont-Dore. In Annales de la Société d'hydrologie médicale. Paris, 1878.

La phthisie aux eaux du Mont-Dore. Ext. du Bulletin de thérapeutique médicale et chirurgicale. Paris, O. Doin, 1878.

Mont-Dore and its mineral Waters. Wyman and sons. London, 1878.

Le Mont-Dore et ses eaux minérales, notice médicale. 2e édition, revue et augmentée. Paris, O. Doin, 1879.

Quelques considérations sur l'asthme et son traitement aux eaux du Mont-Dore. Extrait des *Annales d'hydrologie médicale*. Paris, O. Doin, 1882.

Du catarrhe nasal et de son traitement par l'irrigation continue aux eaux du Mont-Dore. Extrait des *Annales d'hydrologie*, t. XXIX. Paris, O. Doin, 1884.

Paris. — A. PARENT, imprimeur de la Faculté de médecine, A. DAVY, successeur, 52, rue Madame et rue Monsieur-le-Prince, 14.